Te $\frac{68}{3}$

FRACTURE DU PARIÉTAL

avec

ENFONCEMENT ET COMPRESSION DU CERVEAU;

OPÉRATION DU TRÉPAN,

GUÉRISON.

FRACTURE DU PARIÉTAL

avec

ENFONCEMENT ET COMPRESSION DU CERVEAU ;

OPÉRATION DU TRÉPAN,

GUÉRISON;

Par Dortholan,

Docteur en médecine,
membre correspondant de la Société médicale de Montpellier,
chirurgien aide-major à l'Hôpital Militaire de Lyon.

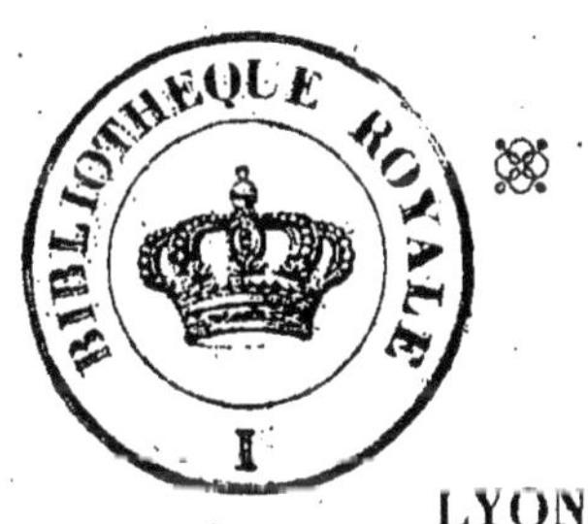

LYON.

IMPRIMERIE TYPOGRAPHIQUE ET LITHOGRAPHIQUE
DE LOUIS PERRIN,
Rue d'Amboise, 6, quartier des Célestins.

1 8 3 9.

FRACTURE DU PARIÉTAL

avec

ENFONCEMENT ET COMPRESSION DU CERVEAU;

OPÉRATION DU TRÉPAN,

GUÉRISON.

Naveau, canonnier au 6ᵉ régiment d'artillerie, âgé de vingt-huit ans, d'un tempérament indéterminé, fut apporté à l'hôpital militaire de Lyon, le 25 août, dans l'après-midi. Chargé par intérim du service du chirurgien en chef, je me trouvais à ma contre-visite et je pus m'occuper de suite de cet artilleur, qui venait de recevoir au vertex, un coup de pied de cheval, pendant qu'il était baissé pour panser les pâturons d'un autre. L'exploration de la tête m'y fit reconnaître une plaie, de droite à gauche, d'environ deux pouces d'étendue, à bords nettement taillés, intéressant jusqu'au péricrâne inclusivement, et correspondante à la partie antérieure et supérieure du pariétal droit, qui offrait une fracture avec enfoncement d'un fragment de quinze lignes dans son plus grand diamètre, et six dans sa largeur; son bord antérieur le plus long, déprimé de deux lignes au moins, était parallèle au bord antérieur du pariétal. Je fis aux téguments du crâne une incision d'arrière en avant sur la plaie transversale, et d'une longueur égale à celle-ci; les quatre lambeaux furent disséqués, garnis d'un linge fin et relevés par un aide. M'étant assuré que la portion d'os enfoncée par son bord antérieur, était fortement enclavée, je n'essayai point de la relever avec le tire-fond et je me décidai à pratiquer incontinent la trépanation : le malade étant couché dans son lit, une planche garnie d'un oreiller fut placée sous sa tête, que je fis solidement maintenir par un aide, pendant qu'un second tenait les quatre lambeaux relevés. Après avoir ruginé le péricrâne, j'appliquai le trépan sur une portion d'os solide, antérieurement et à moins d'une ligne du fragment déprimé. Le disque de l'os enlevé, je fis sauter le pont osseux, formé par la table externe seulement, qui séparait l'ouverture faite par le trépan, de la dépression et je relevai la portion d'os enfoncée, avec l'élévatoire employé en levier du premier genre. La dure-mère était décollée dans une certaine étendue, et une esquille de la table interne, de huit lignes de long et de deux de large, était entièrement détachée et reposait sur la dure-mère qui n'offrit point de solution de continuité ; je retirai cette esquille et je fus corroboré dans l'opinion que l'opération du trépan que je venais de faire était formellement indiquée. Pendant que je la pratiquai, le malade ne témoigna éprouver aucune douleur, et elle ne fut pas plus tôt achevée que la compression du cerveau cessa.

Le premier pansement fut fait de manière à prévenir la réunion des lambeaux par première intention, afin de se ménager le moyen d'extraire ultérieurement le séquestre de la portion d'os qui devait nécessairement se nécroser ; le sindon fut toujours placé sur l'ouverture, sans l'engager entre la dure-mère et les os du crâne, ainsi que je l'ai vu faire, malgré que cette introduction ne puisse que causer de l'irritation en pure perte. On ne sera pas étonné, je pense, si le *praticien* dont je veux parler se traîne ainsi dans l'ornière de la routine, quand on saura que pour l'amputation du bras droit, je l'ai vu se placer en dedans du membre ; et que dans une amputation de la cuisse, il a omis de placer un aide au haut du membre pour relever la peau, tenir la compresse fendue et soutenir la cuisse en position; de sorte que la peau qu'il avait tâché de relever en forme de manchette, abandonnée à elle-même, se rabattit pendant qu'il achevait l'incision circulaire des parties molles, et si l'on ne fut allé à son aide, il aurait nécessairement continué à s'empêtrer; qu'au lieu de l'amputation de la cuisse, à la suite de laquelle le malade succomba, il eût pu évidemment ne lui amputer que la jambe et peut-être lui conserver la vie, s'il se fut décidé deux jours plus tôt à remplir une indication déjà formelle *. Pour l'amputation de la jambe, chez un très jeune sujet, je l'ai vu également négliger plusieurs règles générales d'une utilité reconnue, et dont on ne saurait s'affranchir sans inconvénient; de même que dans l'amputation de la cuisse, il n'a point placé d'aide en haut du membre, il a disséqué la peau dans une certaine étendue sans la renverser sur sa face externe, ni sans la faire retirer par un aide qui, avec ses deux mains, aurait embrassé le membre en tendant fortement les téguments vers le haut: celui-ci n'étant pas soutenu en position quand on a commencé la

---

* Pour l'intelligence de cette dernière proposition, il faudrait déduire ici les circonstances qui ont précédé et nécessité l'amputation; mais ce serait désigner implicitement le *praticien*, que, par délicatesse, je ne veux point faire connaître.

division des muscles, le malade a fait un mouvement par suite duquel la cuisse et la jambe
du même côté ont formé un angle pendant le
reste du temps qu'a duré l'opération, au lieu
que le membre aurait dû être situé et maintenu
horizontalement. Pendant la section des os ,
s'étant dispensé de faire usage de la compresse
fendue pour faire relever les chairs par un aide,
il tâchait de les relever lui-même avec sa main
gauche; néanmoins on ne voyait pas la voie de la
scie, qui dans son mouvement de va-et-vient,
faisait craindre pour les parties molles dont la
division offrait l'aspect d'un véritable gâchis.
Enfin, qu'il a traité, pendant longtemps, un
malade pour une exostose ou périostose de la partie interne et inférieure du fémur, tandis que
ce n'était qu'une tumeur enkystée, située sous
le muscle vaste interne, et que j'enlevai; qu'il
a également donné ses soins, pendant plusieurs
mois, à un autre malade qu'il croyait atteint
d'un abcès par congestion à la région lombaire,
bien qu'il n'y eût jamais éprouvé de douleur,
et ce soi-disant abcès était simplement un lipôme
du volume d'un gros œuf d'oie, un peu ap-
plati et à large base; j'en fis l'ablation et le malade ne tarda pas à être parfaitement guéri. A
ces faits, je pourrais en ajouter bien d'autres également avérés et connus de maints confrères;

mais je dois me l'interdire puisqu'en relatant
ceux déjà cités, je n'ai eu autre chose en vue que
de faire naître l'occasion de rappeler au *prati-*
cien en question, la nécessité qu'il y aurait, sur-
tout dans l'art de guérir, de se bien pénétrer de
la belle maxime de celui qui, le premier, a mérité le titre de sage: *Connais-toi toi-même*; car
on s'abuserait beaucoup en pensant que cette
digression, à laquelle je n'aurais peut-être
pas dû me laisser aller, ait été dictée par un
sentiment de malveillance, attendu qu'il n'y a
que celui qui en est l'objet, ainsi que quelques
personnes qui, comme moi, ont été témoins de
son impéritie * qui puisse reconnaître *qui* elle
concerne, et je croirais avoir mérité de l'hu-
manité, si cette courte critique pouvait contribuer à ce qu'il n'ait pas une aussi grande confi-
ance dans ses modestes connaissances; à ce qu'il
se défie de sa judiciaire, qui lui fait commettre
mainte bévue, et à ce qu'il se résolve à étudier
de nouveau; bien qu'il soit plus que quadragé-
naire et qu'il ne tardera pas à friser le demi-siècle,
il peut encore acquérir : Caton apprit bien le
grec à soixante et dix ans, Socrate écrivit ses
panathénées à l'âge de quatre-vingt-quatorze, et

---

* J'aurais désiré pouvoir faire choix d'une autre expression, par
euphémisme, pour rendre ma pensée.

Théophraste publia ses caractères à quatre-vingt dix-neuf.

Je reviens au sujet de cette observation. Après avoir appliqué le premier appareil, je fis faire au malade une saignée de vingt onces, je lui fis donner de la limonade tartarique pour boisson et une potion gommeuse opiacée. Déjà il répondait très bien aux questions qu'on lui adressait, mais je recommandai qu'on ne le fît point parler; il accusait peu de douleur, et il passa une nuit assez tranquille, après un accident aussi grave et l'opération qu'il avait nécessitée. Je redoutais les symptômes inflammatoires, et, pour le prévenir, le lendemain 26, je lui fis faire deux autres saignées de vingt onces chacune, une le matin et l'autre le soir : la limonade tartarique étant tout-à-fait de son goût, elle lui fut toujours continuée. Son état était satisfaisant.

Le 27, même état que la veille, diète absolue, potion gommeuse, lavement huileux pour entretenir la liberté du ventre.

Le 28, un peu de réaction fébrile ; même prescription, déjections abondantes, déterminées par l'injection intestinale.

Le 29, l'état fébrile continua, néanmoins le malade souffrit peu. Levée du premier appareil; la suppuration commençait à s'établir : diète absolue continuée, potion gommeuse, saignée de seize onces le matin; le sang offrit un peu de couenne inflammatoire; le soir, nouvelle saignée de seize onces.

Le 30 , point de mouvement fébrile ; le malade était dans l'état le plus satisfaisant ; diète; deux potions gommeuses; lavement huileux: je permis quelques cuillerées de lait pour boisson alimentaire.

Le 31, même état, même prescription.

Le 1er septembre, le malade était toujours dans un état satisfaisant : deux potions gommeuses, deux cent cinquante grammes de lait sucré.

Le 2 et le 3, même prescription; plus un peu de bouillie : à cette époque, les bourgeons charnus commençaient déjà à se développer sur la dure-mère.

Le 4 , le malade continuait de se trouver très bien, et il témoignait le désir de manger : crême de ris et pruneaux.

Le 5, douzième jour après l'opération, je lui donnai soupe au lait et pruneaux; depuis il a toujours continué d'aller de mieux en mieux sans qu'il ait jamais éprouvé le moindre accident. J'augmentai petit à petit son alimentation, et le 21 septembre il recevait la demie le matin, le quart le soir, côtelettes, vermicelle au lait et quart vin toute la journée. Ce jour-là, vingt-

huitième depuis l'opération, je pus extraire, avec
une pince à ligature, la portion d'os qui avait été
relevée après la trépanation : c'est la table externe
qui a été détachée d'abord, ainsi qu'un seg-
ment d'os, d'une ligne de largeur et dont le péricrâne avait été détaché lors de l'accident, qui
s'était également nécrosé et qui circonscrivait pos-
térieurement la portion fracturée; la table interne
était divisée en trois esquilles d'inégale grandeur,
ce qui sûrement doit être attribué à la fracture,
et qui s'explique par l'extrême fragilité de cette
table interne; néanmoins ces fragments n'étaient
point détachés avant qu'ils fussent nécrosés,
ce dont je m'étais assuré pendant l'opération,
après avoir relevé la portion d'os enfoncé, en
explorant avec une sonde plate la surface de la
dure-mère décollée. S'il en avait été autrement,
ces fragments auraient été une cause incessante
d'irritation et d'accidents qui n'ont point existé;
quand je les ai extraits, ils étaient en partie en-
veloppés par les bourgeons charnus considéra-
blement développés, et dont la surface offrait
une plaie du plus bel aspect. L'ouverture faite
par le trépan était déjà fermée par les bourgeons
charnus de la dure-mère et la base de deux
lambeaux antérieurs de l'incision cruciale.

A dater du 22 du même mois, le malade reçut
la demie complète toute la journée. La perte de

subtance aux parois du crâne était remplacée par une végétation charnue qui présentait, ainsi que je l'ai déjà dit, une plaie réunissant les meilleures conditions pour marcher vers la cicatrisation, qui a été complète à la fin de décembre 1838, quatre mois après l'opération; et cet espace de temps ne saurait paraître long, si l'on a égard à la nature et à la gravité de l'accident.

La trépanation, qui a été considérée par quelques auteurs comme presque toujours suivie de la mort des individus qui la subissent, est néanmoins formellement indiquée dans certains cas de fracture des os du crâne avec enfoncement et compression du cerveau, et elle offre des chances de succès bien différentes depuis que la doctrine physiologique nous a mieux fait connaître les moyens de prévenir et de combattre les symptômes inflammatoires qui, en pareille occurrence, durent être plus d'une fois cause du grand nombre d'insuccès qui discréditèrent cette opération. L'observation ci-dessus pourra, ce me semble, contribuer à la réhabiliter dans l'opinion de ceux qui croiraient devoir y renoncer entièrement, ainsi que l'avait fait le célèbre Desault dans les dernières années de sa pratique. Je me suis abstenu de toute description qui n'eût pas pu servir d'élucidation pour le résultat heureux que j'ai obtenu, et que je crois devoir faire connaître, attendu que, jusques alors, sauf erreur, on compte facilement les succès semblables.

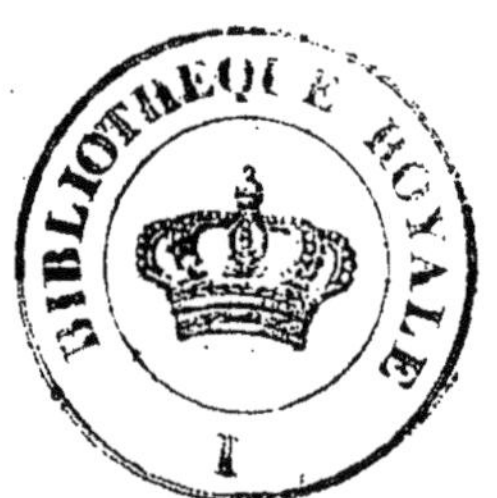